38 Rezepte um Haarausfall vorzubeugen:

Beginne Nahrung zu dir zu nehmen, die reich an haarwuchsfördernden Vitaminen und Mineralien ist und dich vor Haarausfall schützt

Von

Joe Correa CSN

COPYRIGHT

Diese Veröffentlichung dient dazu fehlerfreie und zuverlässige Informationen zu dem auf dem Cover abgedruckten Thema zu liefern. Es wird mit der Einstellung verkauft, dass weder der Autor noch der Herausgeber befähigt sind, medizinische Ratschläge zu erteilen. Wenn medizinischer Rat oder Beistand notwendig sind, konsultieren Sie einen Arzt. Dieses Buch ist als Ratgeber konzipiert und sollte in keinster Weise zum Nachteil Ihrer Gesundheit gereichen. Konsultieren Sie einen Arzt, bevor Sie mit diesen Ernährungsplan beginnen, um zu gewährleisten, dass er das Richtige für Sie sind.

DANKSAGUNG

Dieses Buch ist meinen Freunden und meiner Familie gewidmet, die leichtere oder ernstere Krankheiten hatten. Sie sollen eine Lösung für Ihre Probleme finden und die erforderlichen Veränderungen in Ihrem Leben einleiten

38 Rezepte um Haarausfall vorzubeugen:

Beginne Nahrung zu dir zu nehmen, die reich an haarwuchsfördernden Vitaminen und Mineralien ist und dich vor Haarausfall schützt

Von

Joe Correa CSN

INHALT

ÜBER DEN AUTOR

Nach Jahren der Nachforschung glaube ich ernsthaft an die positiven Auswirkungen, die Ernährung auf Körper und Geist haben kann. Mein Wissen und meine Erfahrung hat mir geholfen, gesünder über die Jahre zu kommen und an meine Familie und Freunde weiterzugeben. Je mehr du über gesundes Essen und Trinken weißt, desto schneller willst du deine Lebens- und Essensgewohnheiten ändern.

Ernährung ist ein wichtiger Bestandteil von einem gesunden und langen Leben. Also fang heute damit an. Der erste Schritt ist immer der wichtigste und bedeutendste.

EINLEITUNG

38 Rezepte um Haarausfall vorzubeugen: Beginne Nahrung zu dir zu nehmen, die reich an haarwuchsfördernden Vitaminen und Mineralien ist und dich vor Haarausfall schützt

Von Joe Correa CSN

An Haarverlust und kahlwerdendem Haupt erkranken Millionen von Männer und Frauen pro Jahr. Eine der Hauptursachen bei Männern und Frauen ist eine schlechte Ernährung. Die physischen Symptome von Haarverlust können traumatisch sein, aber der psychologische Effekt kann noch schlimmer sein. Durch eine verstärkte Aufnahme von Proteinen und Eisen, zwei der bedeutendsten Nährstoffe für das Haar, in Kombination mit anderen essentiellen Nährstoffen kann den Haarverlust vermindern.

Durch eine veränderte Ernährung und eine verstärkte Zufuhr von Vitamin A, B, E und K zusätzlich zu Mineralien wie Selen, Phosphor, Magnesium, Zink und Niacin wird dein Haar gesünder. Von der Förderung des Haarwachstums bis hin zu dauerhaftem Glanz und Struktur sind diese Rezepte ein Ratgeber für einen neuen gesunden Lebensstil.

38 Rezepte um Haarausfall vorzubeugen: Beginne Nahrung zu dir zu nehmen, die reich an haarwuchsfördernden Vitaminen und Mineralien ist und dich vor Haarausfall schützt

1. Würzige Hühnchen Fajita mit Frischer Kiwi Pico de Gallo

Eine kleine Abweichung eines klassischen Gerichts. Die Kiwi verleiht dem traditionellen Pico de Gallo einen Vitamin C Schub, was essentiell ist für primäres Haarwachstum. Vitamin C fördert nicht nur das Wachstum, sondern macht dein Haar auch stärker und gesünder.

Zutaten:

- 1 EL Olivenöl
- 2 Hühnchenbrust ohne Knochen und Haut, in Scheiben
- 1 kleine gelbe Paprika, in Scheiben

- 1 kleine rote Paprika, in Scheiben

- 1 mittlere rote Zwiebel, halbiert – halb in Scheiben
  & halb in Streifen

- 2 TL Limettensaft, getrennt

- 2 TL gemahlener Kümmel

- 1 EL Chilipulver

- 1 EL Paprikapulver

- 1 Knoblauchzehe, gehackt

- 2 Romatomaten, in Scheiben

- 1 mittlere Kiwi, in Scheiben

- 1 kleine Jalapeno, gehackt

- 1 TL Zitronenschale

- 1 EL frischer Koriander, gewürfelt

- 1/4 TL koscheres Salz

- 4 kleine Vollkorn Tortillas

- 4 EL Griechischer Naturjoghurt

Zubereitung:

Erhitze Olivenöl in einer mittleren Bratpfanne bei hoher
Stufe. Gib das Hühnchen hinzu und brate es, bis kein pink

mehr zu sehen ist. Gib die Paprika, die Zwiebelscheiben, die Hälfte des Limettensafts, Kümmel, Chilipulver, Paprika und Knoblauch hinzu. Koche alles, bis die Paprika weich wird.

Vermenge in einer kleinen Schüssel die restlichen Zutaten außer den Tortillas und dem Griechischen Joghurt. Lass die Mischung 5 Minuten ruhen. Löffle die Hühnchen- und Paprikamischung in die Tortillas, garniere sie mit Kiwi und der Tomatenmischung. Gib einen EL Griechischer Joghurt darauf. Serviere.

Kalorien insgesamt: 729

Vitamine: Vitamin A 226µg, Vitamin B6 1,9mg, Vitamin B12 0,8µg, Vitamin C 216mg, Vitamin K 42 µg

Mineralien: Calcium 302mg, Magnesium 169mg, Phosphor 8224mg, Selen 82µg, Zink 4mg, Thiamin 0,8mg, Niacin 33mg

Zucker: 14g

2. Gebratener Reis mit Hühnchen

Statt Essen zu bestellen, probiere doch einfach in deiner eigenen Küche diesen leicht zu zubereiteten Reis mit Hühnchen aus! Wenn du mehr Gemüse für dieses Gericht verwendest, erhöhst du auch die Menge an Nährstoffen. Diese Mahlzeit ist außerdem reich an Proteinen: jede Haarsträhne besteht aus einem Proteinkomplex. Mach Proteine zur Basis eines jeden Haarbedürfnisses.

Zutaten:

- 2 Eier
- 2 EL Sesamöl
- 1 TL frischer Ingwer, gehackt
- 2 Knoblauchzehe, gehackt
- 1/4 TL rotes Paprikapulver
- 1 kleine gelbe Zwiebel, in Scheiben
- 4 Hühnerbrust ohne Knochen und Haut, gewürfelt
- 1/4 Tasse geraspelte Karotte
- 1/4 Tasse Zuckererbsen
- 2 EL Hoisinsauce

- 4 Tassen brauner Reis, gekocht

- 2 grüne Zwiebel, gewürfelt

- 2 EL frischer Koriander, gewürfelt

Zubereitung:

Verrühre vorsichtig die Eier und stelle sie zur Seite.

Erhitze in einer kleinen Bratpfanne das Sesamöl bei mittelhoher Hitze. Gib Ingwer, Knoblauch, rote Paprika und Zwiebel hinzu. Brate sie, bis die Zwiebeln ihr typisches Aroma entfalten und weich werden. Füge Hühnchen, Karotte und Erbsen bei. Brate alles, bis kein pink mehr im Hühnchen zu sehen ist. Rühre die Hoisinsauce und brauner Reis unter. Lass die Mischung einmal aufkochen.

Gib dann die verrührten Eier zu. Löffle die Mischung in eine Servierschüssel und garniere mit grüner Zwiebel und Koriander.

Kalorien insgesamt: 681

Vitamine: Vitamin B6 0,6mg

Mineralien: Phosphor 305mg, Selen 47µg, Zink 3mg,
Niacin 8mg

Zucker: 2g

3. Pasta mit Parmesan und Brokkolini

Wenn du Brokkoli magst, wirst du Brokkolini lieben! Als eine Mischung aus Brokkoli und Kohl enthält Brokkolini Nährstoffe beider Gemüsearten. Er versorgt dich mit den Vitaminen C und K – beide wichtig für gesunden Haarwachstum.

Zutaten:

- 1 EL Olivenöl
- 2 Tassen Brokkolini, gewürfelt
- 2 Knoblauchzehe, gehackt
- 250g Vollkorn-Linguine, gekocht
- 2 EL Basilikumpesto
- 1/2 Tasse geriebener Parmesan

Zubereitung:

Erhitze in einer Bratpfanne Olivenöl bei mittlerer Stufe. Gib Brokkolini und Knoblauch zu. Brate das Gemüse, bis der Brokkolini leuchtend grün und zart ist. Füge die Linguine und bei und lass die Mischung aufkochen. Rühre das Pesto unter und 3/4 des Parmesans. Löffle alles in eine Schüssel und garniere mit dem verbleibenden Parmesan. Serviere.

Kalorien insgesamt: 332

Vitamine: Vitamin C 40mg, Vitamin K 56 µg

Mineralien: Phosphor 266mg, Selen 45µg

Zucker: 2g

4. Hackbällchen mit Orangenglasur

Statt der langweiligen Alltags-Hackbällchen probiere doch einmal dieses originelle Rezept! Orangen verleihen dem Gericht eine gesunde Dosis Vitamin C. Sie macht dein Haar und deine Haut gesund und gib den Hackbällchen einen süßen Beigeschmack.

Zutaten:

- 1 EL Olivenöl
- 2 Tassen Brokkoliröschen
- 500g extra mageres Rindfleisch
- 2 Knoblauchzehe
- 2 EL Hoisinsauce, getrennt
- 2 EL Orangensaft
- 2 TL Orangenschale
- 1 EL Apfelweinessig

Zubereitung:

Heize den Backofen auf 200°C vor.

Leg den Brokkoli auf ein Backblech, träufle Olivenöl darüber. Stell es in den Backofen und backe sie etwa 15 Minuten, bis die Spitzen braun werden.

Vermenge das Rindfleisch, den Knoblauch und die Hälfte der Hoisinsauce. Bilde darauf Golfball große Hackbällchen. Erhitze eine große Pfanne bei mittelhoher Stufe und gib die Hackbällchen hinein. Brate sie 5-7 Minuten und wende sie, damit sie von allen Seiten braun werden, bis sie die gewünschte Bräune erreicht haben. Nimm die Pfanne vom Herd und stelle sie zur Seite.

Kratze alle verbrannten Reste aus der Pfanne. Drehe die Hitze auf mittlere Stufe ab, gib Essig, Orangensaft, Orangenschale, und Honig dazu. Bringe alles zum Kochen, und lass die Mischung dann köcheln, bis die Sauce dick und sirupartig ist. Gib Brokkoli und Hackbällchen in die Pfanne. Rühre vorsichtig um, damit der Pfanneninhalt mit der Glasur bedeckt ist– serviere zusammen mit braunem Reis.

Kalorien insgesamt: 477

Vitamine: Vitamin B6, 0,8mg, Vitamin B12 4,5 µg, Vitamin C 114mg, Vitamin K 95 µg

Mineralien: Phosphor 409mg, Selen 35 µg, Zink 10mg, Riboflavin 0,4mg, Niacin 10mg

Zucker: 13g

5. Gegrillte Fisch-Tacos mit Mango und Avocado

Ein Geschmack von Sommer und Meer mit jedem Bissen! Diese leichten und erfrischende Tacos stecken voller Vitamin B und C. Sie geben dir Energie und stärken dein Haar.

Zutaten:

- 1 EL Chilipulver
- 2 TL gemahlener Kümmel
- 1 EL Paprikapulver
- 1 TL Knoblauchpulver
- 230g Heilbutt
- 1 EL Olivenöl
- 1/4 Tasse Rotkohl, geputzt
- 1 kleine Zwiebel, in Scheiben
- 1 Avocado, in Scheiben
- 1/4 Tasse Mango, gewürfelt
- 2 EL frischer Koriander, gewürfelt
- 1 EL Limettensaft
- 4 kleine Vollkorn-Tortillas

Zubereitung:

Vermenge in einer kleinen Schüssel Chilipulver, Kümmel, Paprika- und Knoblauchpulver. Reibe den Heilbutt vorsichtig mit Olivenöl ein und wälze ihn in der würzigen Mischung. Stelle eine Bratpfanne bei hoher Stufe auf, brate den Heilbutt darin an, bis er blättrig wird. Nimm ihn dann aus der Bratpfanne und schneide ihn in kleinere Stücke.

Verteile den Fisch auf die Tortillas. Garniere mit den verbleibenden Zutaten und beträufle sie mit Limettensaft. Serviere.

Kalorien insgesamt: 576

Vitamine: Vitamin B6 0,9mg, Vitamin B12 1,9 µg, Vitamin C 30mg, Vitamin E 7mg, Vitamin K 37 µg

Mineralien: Magnesium 151mg, Phosphor 586mg, Selen 73 µg Thiamin 0,7mg, Niacin 9mg

Zucker: 8g

6. Knoblauch-Garnelen mit Pasta und Gemüse

Es ist erstaunlich, wie viele Nährstoffe in solch kleine Garnelen passen. Zusammen mit Gemüse und Vollkornnudeln kann dich dieses leicht zu kochende Gericht rundum sättigen und gibt dir alles, was dein Körper braucht.

Zutaten:

- 1 EL Olivenöl
- 340g rohe Garnelen
- 3 Knoblauchzehe, gehackt
- 1/4 Tasse Zwiebel, in Scheiben
- 1/2 Tasse rote Spitzpaprika, in Scheiben
- 1/2 Tasse Zucchini, in Scheiben
- 1/2 Tasse Kohl, gewürfelt
- 1/4 Tasse fettreduzierte Milch
- 250g Vollkornpenne, gekocht
- 1/2 Tasse geriebener Parmesan

Zubereitung:

Erhitze in einer kleinen Bratpfanne Öl bei mittlerer Stufe. Gib Garnelen, Knoblauch, Zwiebel, Paprika und Zucchini hinzu. Brate alles, bis die Garnelen fest und pink sind. Füge Kohl bei und brate ihn, bis er sich wellt.

Gib die Milch und Nudeln zu der Garnelenmischung. Bringe alles zum Kochen. Lass die Mischung dann köcheln und verteile Parmesan darüber, rühre um, bis die Sauce dick wird. Löffle die Pasta in eine Schüssel und serviere.

Kalorien insgesamt: 697

Vitamine: Vitamin B6 0,7mg, Vitamin B12 2,3 µg, Vitamin C 49mg, Vitamin K 128 µg

Mineralien: Magnesium 165mg, Phosphor 808mg, Selen 135 µg, Zink 5mg

Zucker: 5

7. Mediterrane Hühnchen-Wrap

Ein großartiger Wrap zum Mittag- oder Abendessen! Diese leichte und gesunde Alternative steckt voller Geschmack und Nährstoffen. Couscous, ein Bestandteil dieses Gerichts, sättigt dich, während er dich gleichzeitig mit wichtigen Proteinen versorgt – ohne zusätzliche Kohlenhydrate.

Zutaten:

- 1/3 Tasse Couscous, gekocht
- 1 Tasse frische Petersilie, gewürfelt
- 2 EL frischer Oregano, gewürfelt
- 1 EL frische Minze, gewürfelt
- 1/4 Tasse Zitronensaft
- 1 EL Olivenöl
- 2 Knoblauchzehe, gehackt
- 3 Hühnerbrust ohne Knochen und Haut, in Scheiben
- 1 mittlere Tomaten, gewürfelt
- 1 kleine rote Zwiebel, gewürfelt
- 1 Tasse Gurke, gewürfelt

- 4 EL Griechischer Naturjoghurt
- 4 große Vollkorntortillas

Zubereitung:

Vermenge Petersilie, Oregano, Minze, Zitronensaft, Öl und Knoblauch in einer kleinen Schüssel. Gib 1/4 der Mischung über das Hühnchen. Bedecke das Hühnchen ausreichend damit und brate es in einer mittelgroßen Bratpfanne, bis kein pink mehr zu sehen ist.

Vermenge die verbleibende Petersilienmischung mit Couscous. Füge Tomaten, Zwiebel, Gurke und Joghurt bei. Löffle die Mischung auf die Tortillas und garniere sie mit gekochtem Hühnchen. Falte die Seiten des Wraps ein und roll ihn in Form eines Burritos ein. Schneide den Wrap in der Mitte durch und serviere ihn.

Kalorien insgesamt: 349

Vitamine: Vitamin B6 0.8mg, Vitamin K 81 µg

Mineralien: Phosphor 391 mg, Selen 44 µg, Zink 2mg, Niacin 16mg

Zucker: 4g

8. Hühnchen, Brokkoli und Mango Chinapfanne

Würze das Hühnchen und den Brokkoli mit süßer Mango. Mango verleiht diesem klassischen Gericht die erforderliche Tiefe und das nötige Aroma. Mango ist vollgepackt mit Antioxidantien, die Kollagen in den Haaren anreichern.

Zutaten:

- 2 EL Kokosöl
- 2 Hühnerbrust ohne Knochen und Haut, in Scheiben
- 2 Knoblauchzehe, gehackt
- 1 EL frischer Ingwer, gehackt
- 1 kleine rote Zwiebel, in Scheiben
- 1 Tasse Mango, in Scheiben
- 2 Tassen Brokkoli, in Röschen geschnitten;
- 1/2 Tasse rote Spitzpaprika, gewürfelt
- 3 EL Hoisinsauce
- 1/4 TL rotes Paprikapulver
- 1/4 Tasse Cashews, gewürfelt
- 3 grüne Zwiebel, gewürfelt

- 1 EL frischer Koriander, gewürfelt

Zubereitung:

Erhitze das Kokosöl in einem Wok oder einer Bratpfanne auf mittelhoher Stufe

Brate das Hühnchen, bis es nicht mehr pink ist und nimm es aus der Bratpfanne.

Gib Knoblauch, Ingwer und Zwiebel in die gleiche Bratpfanne. Brate sie etwa 1 bis 2 Minuten, bis sie ihren typischen Geruch entfalten. Füge Brokkoli, Paprika und Mango hinzu. Brate alles, bis das Gemüse zart und immer noch etwas knusprig ist.

Gib das Hühnchen in die Pfanne. Rühre die Hoisinsauce und rotes Paprikapulver unter. Vermenge alles durch Rühren. Löffle die Mischung in eine Schüssel. Streue gehackte Cashews, grüne Zwiebel und Koriander darüber. Serviere.

Kalorien insgesamt: 357

Vitamine: Vitamin B6 0,8mg, Vitamin C 56 µg, Vitamin K 181 µg

Mineralien: Phosphor 248mg, Selen 27 µg, Folate 165 µg, Riboflavin 0,4mg

Zucker: 21g

9. Rindfleisch und Pak Choi Chow Mein

Nur wenige wissen, dass Pak Choi, auch bekannt als asiatischer Kohl, jedes asiatische Gericht ergänzt! Die Nährstoffe in Pak Choi sind denen von Kohl oder anderen Kohlarten ähnlich – das folgende Rezept versorgt dich mit Nährstoffen und Biss!

Zutaten:

- 1 EL Kokosöl
- 340g Lendensteak, gewürfelt
- 1 Tasse rote Zwiebel, in Scheiben
- 2 Knoblauchzehe, gehackt
- 1/2 Tasse rote Spitzpaprika, in Scheiben
- 2 Tassen Pak Choi, gewürfelt
- 1 Tasse Bohnensprossen
- 1/4 Tasse Reisweinessig
- 2 EL Hoisinsauce
- 230g Soba-Nudeln, gekocht

Zubereitung:

Erhitze in einer kleinen Bratpfanne oder in einem Wok Öl bei mittlerer Stufe. Gib Rindfleisch dazu und brate es an, bis es gar ist. Füge Zwiebeln, Knoblauch und Paprika bei und brate diese, bis das Gemüse zart ist. Rühre den Pak Choi unter und koche ihn, bis er sich wellt. Füge Bohnensprossen, Essig und Hoisinsauce hinzu, verrühre diese mit den Nudeln, bis sie vollständig mit der Sauce bedeckt sind. Serviere.

Kalorien insgesamt: 341

Vitamine: Vitamin B6 0,9mg, Vitamin C 70mg, Vitamin K 42 µg

Mineralien: Phosphor 348mg, Selen 60 µg, Zink 3mg, Thiamin 0,7mg, Riboflavin 0,5mg, Niacin 13mg

Zucker: 6g

10. Gegrillter Pfefferlachs mit Gurkenkrautsalat

Kombiniere Lachs mit knusprigem Gurkenkrautsalat und kreiere ein Gleichgewicht aus Cremigem und Kaltem. Lachs versorgt dich mit gesunden Fetten und Vitamin B, das dein Haar strahlen lässt.

Zutaten:

- 1 EL Olivenöl
- 2 (170g) Lachsfilets
- 1/2 TL Salz
- 1/2 TL schwarze Pfefferkörner, zermahlen
- 1/4 TL rotes Paprikapulver
- 1 Gurke, in dünne Scheiben
- 1/2 Tasse Rotkohl, geputzt
- 1/4 Tasse gelbe Zwiebel, in dünne Scheiben
- 2/3 Tasse Griechischer Naturjoghurt
- 1 TL getrockneter Doll
- 1 Knoblauchzehe, gehackt
- 1 EL Apfelweinessig

Zubereitung:

Erhitze in einer Bratpfanne Olivenöl. Würze den Lachs mit Salz, Pfefferkörnern und rotem Paprikapulver. Brate ihn in der Bratpfanne bei mittlerer-hoher Temperatur, bis er hart und gar ist.

Vermenge in einer mittleren Schüssel die verbleibenden Zutaten. Rühre gut um. Lass sie 5 Minuten stehen. Löffle die Masse zusammen mit dem Lach auf eine Servierplatte. Serviere.

Kalorien insgesamt: 313

Vitamine: Vitamin B6 1,1mg, Vitamin B12 8,5 µg, Vitamin D 19 µg

Mineralien: Phosphor 566mg, Selen 55 µg, Niacin 14mg

Zucker: 6g

11. Zitronen-Broccoli

Beschreibung:

Ein absoluter Genuss für Broccoli-Liebhaber mit süß-saurem Geschmack! Broccoli ist reich an Vitamin K, das in großen Mengen den Fortschritt von Osteoarthritits verlangsamen kann.

Zutaten:

- 1 Kopf frischer Broccoli, in Röschen zerkleinert
- 1 EL Olivenöl
- 2 EL Zitronensaft
- 1 TL Zitronengewürz
- 1/4 Tasse in Scheiben geschnittene Mandeln

Zubereitung:

- Broccoli 4 bis 8 Minuten garen. Dann abtrocknen.
- In einem kleinen Topf Olivenöl unter mittlerer bis niedriger Hitze erwärmen. Vom Herd nehmen.

- Zitronensaft, Zitronengewürz und Mandeln hinzugeben. Über den heißen Broccoli geben und servieren.

Nährwertangaben:

Kalorien: 170 kcal, Fett: 15,2g, Kohlenhydrate: 7g, Proteine: 3,7g, Natrium: 107mg, Cholesterin: 31mg

12. Spinat-Orange-Salat

Zitrone mit Spinat zu vermischen ist eine klassische Kombination. Orange paart sich mit erdigen Geschmack des Spinats; dadurch entstehen nicht nur ein Gleichgewicht der Aromen, sondern auch ein abgerundetes Gericht voller Vitamine und Mineralien.

Zutaten:

- 1 EL Olivenöl
- 2 Knoblauchzehe, gehackt
- 2 EL Orangensaft
- 2 Hühnerbrust ohne Knochen und Haut
- 1/4 Tasse Balsamicoessig
- 1 EL Honig
- 4 Tassen Spinat
- 2 mittlere Orangen, geschält und geteilt
- 1/4 Tasse geröstete Mandeln

Zubereitung:

Vermische in einer kleinen Schüssel, Olivenöl, Knoblauch und Orangensaft. Verteile alles über das Hühnchen und mariniere es 20 Minuten.

Erhitze eine Bratpfanne auf mittlerer Stufe. Leg das Hühnchen hinein und brate es, bis es in der Mitte nicht mehr pink ist. Stelle es zur Seite und lass es abkühlen.

Bringe in einem kleinen Kochtopf Essig und Honig zum Kochen. Lass die Mischung etwas köcheln, bis die Sauce dick wird. Rühre dabei gelegentlich um. Nimm den Topf vom Herd und lass ihn abkühlen.

Teile den Spinat und die Orangen auf die Schüsseln auf. Garniere mit Hühnchen. Streue Mandeln darüber und träufle die Balsamico-Honig-Sauce darüber. Serviere.

Kalorien insgesamt: 399

Vitamine: Vitamin A 303 µg, Vitamin B6 1,0mg, Vitamin B12 0,4 µg, Vitamin C 87mg, Vitamin E 7mg, Vitamin K 290 µg

Mineralien: Magnesium 150mg, Phosphor 422mg, Selen 36 µg, Niacin 19mg

Zucker: 13g

13. Geröstete Hühnerbrust mit Aprikosensenf und Mangoldgemüse

Hühnchen passen zu allem und Aprikosensenf zusammen mit Mangoldgemüse ergibt eine wundervolle Kombination! Die Schärfe des Senfs, die Süße der Aprikose und der erdige Geschmack des Mangolds beschert dir eine Erfahrung, die nicht von dieser Welt zu sein scheint. Nebenbei versorgen sie dich mit den nötigen Vitaminen und Mineralien.

Zutaten:

- 1/4 Tasse frischer Rosmarin, gewürfelt
- 3 Knoblauchzehe, gehackt & getrennt
- 2 EL Olivenöl, getrennt
- 2 Hühnerbrust ohne Knochen und Haut
- 1/4 Tasse körniger brauner Senf
- 1/3 Tasse Aprikosenmarmelade
- 2 Tassen Mangoldgemüse, gewürfelt
- 1/2 Tasse Zwiebel, in Scheiben

Zubereitung:

Heize den Backofen auf 180°C vor.

Vermenge in einer kleinen Schüssel Rosmarin, 2/3 des Knoblauchs, Salz und die Hälfte des Olivenöls. Rühre gut um. Reibe die Hühnerbrust mit der Mischung ein.

Lege das Hühnchen auf ein Backblech. Backe es 30 bis 35 Minuten, bis es nicht mehr pink ist.

Vermenge in einem kleinen Kochtopf den Senf und die Aprikosenmarmelade. Erhitze sie bei mittlerer Hitze, bis die Marmelade geschmolzen ist und sich die Zutaten vermengt haben. Rühre immer wieder um.

Erhitze in der Zwischenzeit das restliche Öl in einer Bratpfanne bei mittlerer Hitze. Gib den restlichen Knoblauch, Zwiebel und das Mangoldgemüse hinzu. Brate alles, bis das Mangoldgemüse sich wellt und die Zwiebeln weich sind. Löffle die Mischung auf eine Servierplatte. Garniere mit Hühnchen und Aprikosenglasur.

Kalorien insgesamt: 409

Vitamine: Vitamin A 611 µg, Vitamin B6 1,2mg, Vitamin C 32mg, Vitamin K 476 µg

Mineralien: Magnesium 184mg, Phosphor 451mg, Selen 47 µg, Niacin 24mg

Zucker: 24g

14. Angeschwärzter Lachs mit Balsamico- Kohl

Obwohl Kohl viele Vitamine enthält, kann das grüne Blattgemüse schnell langweilig werden. Gib Balsamicoessig dazu und erwecke das Gemüse zu neuem Leben! Zusammen mit Lachs steckt das Rezept voller Niacin, das die Umwandlung von Essen in gesunde Vitamine unterstützt.

Zutaten:

- 2 EL Paprikapulver
- 1 EL Cayennepfeffer
- 1 EL Zwiebelpulver
- 1/2 TL schwarzer Pfeffer
- 1/4 TL getrockneter Thymian
- 1/4 TL getrockneter Oregano
- 1/4 TL getrockneter Basilikum
- 2 EL Olivenöl, getrennt
- 2 (170g) Lachsfilets
- 3 Tassen Kohl, gewürfelt
- 1 Knoblauchzehe, gehackt

- 1 EL Wasser

- 1 EL Balsamicoessig

Zubereitung:

Vermenge Paprikapulver, Cayennepfeffer, Zwiebelpulver, Pfeffer, Thymian, Oregano und Basilikum in einer kleinen Schüssel.

Reibe die Lachsfilets mit der Hälfte des Olivenöls ein. Bedecke den Lachs dann mit der Gewürzmischung. Brate ihn in einer Bratpfanne bei mittlerer Hitze an oder grille ihn auf niedriger Stufe, bis der Fisch fest und blättrig wird.

Erhitze das restliche Öl in einer Bratpfanne. Gib Kohl, Knoblauch und Wasser hinzu. Brate das Gemüse, bis der Kohl sich wellt und rühre dann den Essig unter. Lass alles köcheln, bis die Flüssigkeit verdampft ist. Löffle die Mischung auf eine Servierplatte und garniere mit Lachs. Serviere.

Kalorien insgesamt: 414

Vitamine: Vitamin A 602 µg, Vitamin B6 1,3mg, Vitamin B12 8,2 µg, Vitamin C 121mg, Vitamin D 19 µg, Vitamin K 729

Mineralien: Phosphor 552mg, Selen 54 µg, Niacin 15mg

Zucker: 2g

15. Linse & Süßkartoffel Calzone

Linsen stecken voller Vitamine und Mineralien, zu viele um sie aufzuzählen! Diese Schlüsselzutat spielt eine wichtige Rolle beim Haarwachstum – es verleiht dem Haar von den Follikeln an mehr Stärke und Glanz.

Zutaten:

- 1 Pizzateig, roher Teig (am besten selbstgemacht)
- 3 kleine Süßkartoffeln
- 2 EL Olivenöl, getrennt
- 1 mittlere gelbe Zwiebel, in Scheiben
- 2 Knoblauchzehe, gehackt
- 1 TL gemahlener Kümmel
- 1/2 TL gemahlener Zimt
- 1/2 TL gemahlenes Piment
- 1/2 Tasse grüne Linsen, abgespült
- 1 Tasse Wasser
- 1 Tasse Kohl, gewürfelt

Zubereitung:

Heize den Backofen auf 200°C vor

Steche mit einer Gabel Löcher in die Süßkartoffeln und lege sie auf ein Backblech. Backe sie 45 Minuten bi seine Stunde, bis sie sehr zart sind. Lass sie abkühlen – sobald sie kalt sind, löffle die Kartoffeln aus, zerdrücke sie und entferne die Haut. Stell sie anschließend zur Seite.

Erhitze 1 EL Öl in einer Bratpfanne bei mittlerer Hitze und gib Zwiebel und Knoblauch hinzu. Brate sie, bis die Zwiebel glasig ist. Füge Kümmel, Zimt und Piment bei und brate alles, bis sich der Geruch entfaltet. Rühre immer wieder. Füge die Linsen und Wasser bei. Bringe alles zum Kochen und lass den Inhalt ohne Deckel 10 Minuten köcheln. Gib den Kohl zur Linsenmischung und koche sie weiter, bis die Linsen weich, aber nicht matschig sind. Füge bei Bedarf noch etwa Wasser hinzu.

Stell den Backofen auf 220°C ein.

Rolle den Teig auf einer gut bemehlten Arbeitsfläche 20-23 cm breit aus. Verteile etwa 1/4 Tasse der zerdrückten Süßkartoffel auf die Hälfte des Teigbodens, lass aber Abstand zu den Rändern. Gib etwa 1/3 Tasse Linsen und Kohl darüber. Falte das obere Ende auf das untere des Teiges und knicke die Enden an den Seiten noch einmal um.

Gib den Teig auf ein Backblech, das du zuvor mit Antihaftspray eingesprüht hast. Pinsel die Oberseite mit Olivenöl ein und mache 2 oder 3 kleine Schnitte, um den Dampf austreten lassen zu können. Wiederhole das Ganze mit dem restlichen Teig und der Füllung.

Backe die Calzone 25 bis 30 Minuten, bis sie braun sind. Lass sie im Anschluss mindestens 5 Minuten ruhen. Serviere.

Kalorien insgesamt: 686

Vitamine: Vitamin A 1158 µg, Vitamin B6 0,7mg, Vitamin C 51mg, Vitamin K 256 µg

Mineralien: Phosphor 584mg, Selen 24 µg, Folate 396 µg, Thiamin 0,8mg

Zucker: 12g

16. Curry-Eiersalat mit Rucola auf Roggen

Langweilt dich der klassische Eiersalat? Etwas Curry verleiht dem langweiligen Eiersalat einen würzigen Kick! Rucola verleiht diesem Sandwich nicht nur den nötigen Biss, sondern auch Reichtum an Vitamin K! Genieße dieses Sandwich zum Mittagessen oder als schnelles Abendessen!

Zutaten:

- 4 hartgekochte Eier, gewürfelt
- 2 EL Sellerie, gehackt
- 2 EL rote Zwiebel, gehackt
- 1/2 TL Currypulver
- 3 EL Mayonnaise
- 2 EL Griechischer Naturjoghurt
- 1/4 TL Tabascosauce
- 1 TL Dijonsenf
- 4 Scheiben Roggenbrot, getoastet
- 1/2 Tasse Rucola

Zubereitung:

Vermenge alle Zutaten mit Ausnahme des Roggenbrots und der Rucola.

Teile die Eiermischung zwischen zwei Scheiben Roggenbrot auf. Garniere sie mit Rucola und lege eine zweite Scheibe Roggenbrot darauf. Halbiere das Sandwich und serviere.

Kalorien insgesamt: 371

Vitamine: Vitamin A 184 µgm Vitamin B12 1,2 µg, Vitamin K 54 µg

Mineralien: Phosphor 292mg, Selen 48 µg, Riboflavin 0,8mg

Zucker: 6g

17. Pak Choi Suppe mit Eierfäden

Durch das Pak Choi wird die traditionelle Eierfäden-Suppe um zusätzliche Vitamine bereichert! Eier versorgen dich mit mehr als der minimalen Menge an täglichen Proteinen, die essentiell für ein gesundes Haarwachstum sind.

Zutaten:

- 3 Karotten, geschält und in Scheiben
- 1 Stange Sellerie, gewürfelt
- 1 kleine gelbe Zwiebel, gewürfelt
- 1 Knoblauchzehe, gehackt
- 1 EL frischer Ingwer, gehackt
- Prise Koscheres oder Meersalz, zum Abschmecken
- 1/2 TL schwarzer Pfeffer
- 1 EL Chilipulver
- 1/4 TL Cayennepfeffer
- 1/4 TL rotes Paprikapulver (wenn gewünscht)
- 1 TL Paprikapulver
- 4 Tassen Hühnerbrühe

- 2 EL Hoisinsauce

- 4 Tassen Pak Choi, gewürfelt, einzeln verpackt

- 4 Eiweiß

- 2 grüne Zwiebel, gewürfelt

- 2 EL frischer Koriander, gewürfelt

Zubereitung:

Gib alle Zutaten in einen Dampfgarer mit Ausnahme des Pak Chois, des Eiweiß, der grünen Zwiebel und dem Koriander. Lege den Deckel darauf und koche alle auf niedriger Stufe 6 bis 8 Stunden, bis das Gemüse zart ist. Füge Pak Choi bei, rühre und koche alles etwa 5 Minuten weiter, bis sich der Kohl wellt.

Verquirle in einer kleinen Schüssel das Eiweiß, bis es schaumig ist. Achte darauf, dass die Suppe heiß ist und rühre das Eiweiß dann vorsichtig unter. Wenn alle Eiweiß eingearbeitet wurden, koche die Suppe weitere zwei Minuten. Gib sie dann in eine Schüssel, garniere mit grünen Zwiebel und Koriander.

Kalorien insgesamt: 259

Vitamine: Vitamin A 837 µg, Vitamin B6 0,7mg, Vitamin C 69mg, Vitamin K 88 µg

Mineralien: Phosphor 225mg, Selen 25 µg, Riboflavin 0,9mg, Niacin 9mg

Zucker: 14g

18. Wurzelgemüse und Linsensuppe mit Pochiertem Ei

Diese großartige Herbstsuppe mit Wurzelgemüse ist sehr urig und eignet sich hervorragend für einen kalten Tag. Linsen runden dieses Gericht ab, während die Eier der Suppe einen Proteinschub verleihen.

Zutaten:

- 2 EL Olivenöl
- 1 große Zwiebel, gewürfelt
- 5 Knoblauchzehe, gehackt
- 1 TL gemahlener Kümmel
- 1/2 TL gemahlene Kurkuma
- 6 Scheiben Putenschinken, in Scheiben
- 1 EL frischer Ingwer, gehackt
- 1/2 TL rotes Paprikapulver
- 2 Lorbeerblätter
- 2 Tassen getrocknete grüne Linsen, abgespült
- 5 Tassen Hühnerbrühe (oder Gemüsebrühe)
- 1 (790g) Dose passierte Tomaten
- 1 Tasse Süßkartoffeln, geschält und gewürfelt

- 1 Tasse Rote Beete, geschält und gewürfelt

- 1 Tasse Steckrüben, geschält und gewürfelt

- 1 Tasse Karotten, geschält und gewürfelt

- 1 Tasse Kartoffeln, geschält und gewürfelt

- 4 rohe Eier

- 3 Tassen Wasser

- 2 EL Apfelweinessig

Zubereitung:

Erhitze das Olivenöl bei mittlerer Hitze in einem extra großen Suppentopf und brate darin die Zwiebel, bis sie weich sind. Füge Knoblauch, Kümmel und Kurkuma bei und rühre gut um. Gib den Schinken dazu und brate ihn, bis er braun, aber nicht knusprig ist. Füge Ingwer, rotes Paprikapulver, Lorbeerblätter, und Linsen zu. Gib genug Brühe darüber, damit die Zutaten damit bedeck sind. Bringe alles zum Kochen. Lege den Deckel darauf und lass die Suppe 15 Minuten köcheln. Gib die verbleibenden Zutaten dazu mit Ausnahme der Eier, Wasser und Essig. Füge bei Bedarf mehr Brühe hinzu, allerdings sollte die

Suppe dickflüssig sein. Koche alles etwa 20 bis 30 Minuten, bis die Linsen und das Gemüse zart sind, aber nicht auseinanderfallen. Entferne nach dem Kochen die Lorbeerblätter.

Erhitze in einem kleinen Topf Wasser und Essig. Bringe alles zum Kochen und lass die Mischung köcheln. Rühre die Wassermischung um und schlage die Eier nacheinander in das heiße Wasser. Nimm den Topf vom Herd lass die Mischung 5 bis 8 Minuten ruhen, je nachdem wie die Konsistenz des Eigelbs sein sollte. Je länger die Eier im Wasser verbleiben, desto härter wird das Eigelb.

Löffle die Supp in Suppenteller. Nimm die Eier – eins nach dem anderen – aus dem Topf und garniere die Suppe mit ihnen.

Kalorien insgesamt: 333

Vitamine: Vitamin A 433 µg, Vitamin B6 0,6mg, Vitamin C 38mg

Mineralien: Phosphor 437mg, Selen 20 µg, Zink 3mg,

Folate 304 µg

Zucker: 8g

19. Mediterrane Hackbällchen mit Tsatsiki und Couscous

Ein kleines Geheimnis der mediterranen Küche sind Hackbällchen mit würziger Joghurtsauce, die jeden Tag versüßen! Als schnelle und leichte Vorspeise zu jedem Abendessen gedacht, steckt dieses Rezept voller Aromen.

Zutaten:

- 230g Lammhackfleisch
- 230g extra mageres Rinderhackfleisch
- 6 Knoblauchzehe, gehackt & getrennt
- 1 EL getrockneter Oregano
- 2 EL Olivenöl, getrennt
- 1/4 Tasse Gurke, geraspelt und ausgetrocknet
- 1 Tasse Griechischer Naturjoghurt
- 1 TL getrockneter Dill
- 2 Tassen Couscous, gekocht und erhitzt
- 1 Zitrone, in Viertel geschnitten

Zubereitung:

Vermenge das Lamm, das Rindfleisch, die Hälfte des Knoblauchs und den Oregano. Bilde daraus Kugeln. Erhitze die Hälfte des Olivenöls in einer Bratpfanne bei mittlerer Stufe. Brate die Hackbällchen von allen Seiten an, bis sie in der Mitte nicht mehr pink sind. Stelle sie zur Seite.

Vermenge den restlichen Knoblauch und Öl mit den verbleibenden Zutaten mit Ausnahme des Couscous und der Zitrone. Serviere die Hackbällchen zusammen mit dem Couscous. Beträufle sie mit Joghurtsauce und serviere sie mit den Zitronenvierteln.

Kalorien insgesamt: 349

Vitamine: Vitamin B12 3,2 µg

Mineralien: Selen 47 µg, Zink 7mg, Niacin 8mg

Zucker: 3g

20. Shepherd's Pie mit Linse & Süßkartoffel

Diese Abwandlung des irischen Traditionsgerichts Shepherd´s Pie wird dich nach mehr wünschen lassen! Diese Kasserolle und die zugehörigen individuellen Beilagen kannst du auch für einen späteren Zeitpunkt einfrieren.

Zutaten:

- 3 mittlere Süßkartoffeln, geschrubbt
- 230g extra mageres Rinderhackfleisch
- 1 Tasse braune oder grüne Linsen, abgespült
- 1 EL Olivenöl
- 500g Zuchtchampignons, getrennt
- 1 mittlere gelbe Zwiebel, gewürfelt
- 1 große Karotte, gewürfelt
- 1 Stange Sellerie, gewürfelt
- 1 Knoblauchzehe, gehackt
- 3/4 Tasse natriumarme Gemüsebrühe
- 1 EL Tomatenpaste
- 1 EL Hoisinsauce

- 1 TL geräuchertes Paprikapulver

- 1/4 Tasse gewürfelte frische Petersilie

Zubereitung:

Heize den Backofen auf 200°C vor. Steche jede Süßkartoffel mit einer Gabel ein und lege sie auf ein Backblech. Backe sie 45 Minuten bi seine Stunde, bis sie zart sind. Stelle sie zur Seite um sie abkühlen zu lassen. Löffle die Kartoffeln aus, sobald sie erkaltet sind. Zerdrücke sie und lass sie ruhen. Wirf die Schale weg. Drehe den Backofen auf 160°C ab.

Vermenge in einem mittleren Topf Linsen, ein Lorbeerblatt und Salz mit 5 Tassen Wasser. Bringe alles zum Kochen und reduziere die Hitze. Lass die Mischung ohne Deckel 15-20 Minuten köcheln, bis die Linsen weich, aber nicht matschig sind. Rühre gelegentlich um. Entferne das Lorbeerblatt und gieße die Mischung in eine Seihschüssel oder Sieb.

Während die Linsen kochen, brate das Rinderhackfleisch in einer Bratpfanne bei mittlerer Stufe. Sobald es gar ist und kein pink mehr zu sehen ist, gib die Champignons dazu und brate sie, bis sie braun und weich sind. Füge Zwiebel, Karotte, Sellerie und Knoblauch bei und brate sie unter gelegentlichem Rühren, bis die Zwiebeln weich und glasig sind. Drehe die Hitze ab und rühre die Linsenmischung, die Gemüsebrühe, die Tomatenpaste, Hoisinsauce, Paprikapulver und Petersilie unter. Lass die Mischung 5 Minuten köcheln.

Verteile die Linsenmischung gleichmäßig in eine 23x33 cm große Auflaufform. Sprühe sie zuvor mit Antihaftspray ein. Löffle die Süßkartoffelmischung darauf und glätte sie. Backe alles 30 Minuten, bis die Füllung an den Rändern Blasen schlägt. Lass sie 5 Minuten ruhen und serviere.

Kalorien insgesamt: 406

Vitamine: Vitamin A 819 µg, Vitamin B6 0,8mg, Vitamin B12 2,3 µg µg

Mineralien: Eisen 7mg, Phosphor 474mg, Selen 22 μg, Zink 7mg, Folate 267 μg, Niacin 7mg

Zucker: 8g

21. Geröstetes Hühnchen mit Wurzelgemüse im Dampfgarer

Ein Fetzen aus der Vergangenheit – dieses Hühnchen, welches im Dampfgarer zubereitet wird, erinnert dich an ein Sonntagessen aus deiner Kindheit. Bereite das Gericht im Dampfgarer zu, um deinem beschäftigten Lebensstil gerecht zu werden und die richtige Menge an Vitaminen und Mineralien zu erhalten.

Zutaten:

- 1 ganzes Hühnchen
- 1 EL Olivenöl
- 1 EL frischer Salbei, gehackt
- 1 EL frischer Rosmarin, gehackt
- 2 Knoblauchzehe, gehackt
- 1 EL frischer Thymian, gehackt
- 1 Süßkartoffel, geschält und gewürfelt
- 1 Karotte, geschält und gewürfelt
- 1 Steckrübe, geschält und gewürfelt
- 4 rote Kartoffeln, geviertelt

- 1 kleine rote Zwiebel, geschält und gewürfelt

- 2 Tassen Hühnerbrühe

Zubereitung:

Lege das Hühnchen in einen Dampfgarer. Reibe es mit Olivenöl, Salbei, Rosmarin, Thymian und Knoblauch ein. Verteile das Gemüse rund um das Hühnchen und gieße Brühe über sie. Koche das Hühnchen auf niedriger Stufe 8 Stunden oder auf hoher Stufe 4 Stunden, bis das Gemüse zart ist und das Hühnchen nicht mehr pink ist. Serviere.

Kalorien insgesamt: 333

Vitamine: Vitamin A 371 µg, Vitamin B6 1, mg, Vitamin B12 0,2 µg, Vitamin C 28mg

Mineralien: Phosphor 359mg, Selen 30 µg, Zink 2mg, Niacin 11mg

Zucker: 6g

22. Zitronen-Kräuter-Lachs mit Tomaten Orzo

Ein frischer Sommerliebling mit Zitrone, der dich mit Vitamin C versorgt und die fettige Schicht des Lachs neutralisiert – diese wiederum ist reich an Vitamin B und Omega-3s. Omega-3 verleiht deinem Haar einen gesunden Glanz!

Zutaten:

- 2 EL Zitronensaft
- 1 EL Dijonsenf
- 2 Knoblauchzehe, gehackt & getrennt
- 1/2 TL getrockneter Dill
- 1/2 TL getrockneter Oregano
- 1/4 TL getrockneter Thymian
- 1/4 TL getrockneter Rosmarin
- 2 (170g) Lachsfilets
- 1 EL Olivenöl
- 1/2 Tasse gelbe Zwiebel, in Streifen
- 2 Tassen Wasser
- 1 (390g) Dose passierte Tomaten

- 1 Tasse Orzo, getrocknet
- 2 EL gewürfelte frische Petersilienblätter

Zubereitung:

Heize den Backofen auf 180°C vor.

Vermenge Zitronensaft, Dijon, die Hälfte des Knoblauchs, Dill, Oregano, Thymian und Rosmarin. Bedecke den Lachs mit dieser Mischung. Leg ihn in eine Backform, die du zuvor mit Antihaftspray ausgesprüht hast und backe ihn 10 bis 15 Minuten, bis der Fisch fest ist.

Erhitze in der Zwischenzeit das Olivenöl in einem mittleren Kochtopf bei mittlerer-hoher Stufe. Brate Zwiebel und Knoblauch darin, bis sie ihren typischen Duft entfalten. Gib Wasser hinzu und bringe alles zum Kochen. Sobald das Wasser kocht, füge Tomaten und Orzo bei. Lass alles etwa 10 Minuten köcheln, bis das Orzo weich und das Wasser verdampft ist. Rühre gelegentlich um. Löffle alles auf eine Platte. Garniere mit dem gekochtem Lachs und frischer Petersilie. Serviere.

Kalorien insgesamt: 622

Vitamine: Vitamin A 286 µg, Vitamin B6 2,4mg, Vitamin B12 19,1 µg, Vitamin C 23mg, Vitamin D 44 µg, Vitamin E 5mg

Mineralien: Magnesium 139mg, Phosphor 1108mg, Selen 127 µg, Thiamin 0,8mg, Riboflavin 0,5mg, Niacin 34mg

Zucker: 4g

23. Gedünstete Muscheln mit Linguine, Spinat und Tomaten

Werte deine Pastanacht mit gedünsteten Muscheln auf! Spinat und Tomaten stellen sicher, dass dieses Pastagericht dich mit ausreichend Vitamin C versorgt, während die Muscheln über Selen verfügen, das das Haarwachstum anregt und Haarausfall verhindert.

Zutaten:

- 1 EL Olivenöl
- 2 Knoblauchzehe, gehackt
- 2 EL Reisweinessig
- 1/4 Tasse Wasser
- 500g Muscheln, gewaschen
- 1 (390g) Dose passierte Tomaten
- 2 EL frischer Basilikum, gehackt
- 2 Tassen Spinat
- 250g Vollkorn Linguine, gekocht
- 1/4 Tasse geriebener Parmesan

Zubereitung:

Erhitze in einer mittleren Bratpfanne Öl auf hoher Stufe. Gib Knoblauch hinzu und brate ihn, bis er seinen typischen Geruch entfaltet. Gib Essig, Wasser und Muscheln hinzu. Rühre um und leg den Deckel auf den Topf. Lass die Muscheln dann 3 bis 4 Minuten kochen, bis sich alle Schalen geöffnet haben. Nimm die Muscheln dann aus dem Topf und wirf diejenigen mit geschlossenen Schalen weg.

Gib die gekochten Muscheln zu der passierten Tomate und lass alles köcheln. Füge Basilikum und Spinat hinzu. Koche alles, bis sich der Spinat wellt und gib dann die Nudeln dazu. Lass alles einmal aufkochen. Löffle die Pasta auf Teller und bestreue sie mit geriebenem Parmesan.

Kalorien insgesamt: 506

Vitamine: Vitamin A 241 µg, Vitamin B6 0,6mg, Vitamin B12 17 µg, Vitamin C 39mg, Vitamin K 164 µg

Mineralien: Magnesium 149mg, Phosphor 467mg, Selen 97mg, Zink 4mg, Thiamin 1,6mg, Riboflavin 0,4mg

Zucker: 8g

24. Hühnchen mit Macadamiakruste und gerösteten Brokkollini

Eine großartige Alternative zum alltäglichen Hühnchen! Macadamianüsse besitzen Geschmack und Proteine! Proteine stärken dein Haar sowie deinen Körper – du wirst einfach unglaublich aussehen!

Zutaten:

- 1 Tasse Macadamianüsse, gehackt
- 2 EL geriebener Parmesan
- 2 EL Olivenöl, getrennt
- 2 Knoblauchzehe, gehackt
- 2 kleine Hühnerbrust ohne Haut und Knochen
- 3 Tassen Brokkoliniröschen
- 1 EL frischer Basilikum, gewürfelt

Zubereitung:

Heize den Backofen auf 200°C vor.

Vermenge Macadamianüsse, Parmesan, die Hälfte des Olivenöls und Knoblauch. Lege die Hühnerbrust in eine Backform, das du zuvor mit Antihaftspray besprüht hast. Lass noch etwas Platz für den Brokkolini und drücke die Nussmischung auf den Rücken und die Seite des Hühnchens. Backe es 10 Minuten.

Nimm das Hühnchen dann aus der Pfanne und verteile den Brokkolini gleichmäßig auf den noch freien Raum. Träufle das verbleibende Olivenöl auf den Brokkolini. Stelle die Form dann zurück in den Ofen und backe alles weitere 10 Minuten, bis das Hühnchen nicht mehr pink und der Brokkolini knusprig ist. Lege es anschließend auf eine Servierplatte und serviere, streue zuvor etwas frischen Basilikum darüber.

Kalorien insgesamt: 646

Vitamine: Vitamin B6 0,9mg, Vitamin C 79mg, Vitamin K 90 µg

Mineralien: Phosphor 379mg, Selen 33 µg, Thiamin 0,6mg, Niacin 13mg

Zucker: 4g

25. Spinatsalat mit gewürzten Karotten, Sonnenblumenkerne und Lachs

Würze den Salat mit Karotten! Sie verleihen dem Salat nicht nur Geschmack, sondern auch Biss und runden das Gericht mit zusätzlichen Nährstoffen gegen Haarausfall ab.

Zutaten:

- 2 Karotten, in lange Streifen geschnitten
- 1 EL frischer Ingwer, geraspelt
- 1/4 TL Chilipulver
- 1 Knoblauchzehe, gehackt
- 1/4 TL gemahlene Nelke
- 1 EL Limettensaft
- 1 TL Zitronenschale
- 1 EL Olivenöl
- 3 TL Honig, getrennt
- 2 EL Apfelweinessig
- 1 EL Apfelsaft
- 4 Tassen Spinat

- 1/4 Tasse Sonnenblumenkerne

Zubereitung:

Vermische die Karotten, Ingwer, Chilipulver, Knoblauch, Nelke, Limette und Öl. Rühre gut um, damit alle Karotten bedeck sind. Stelle sie dann zur Seite.

Vermenge Honig, Essig und Saft in einem Mixer. Vermische alles, bi sein Dressing entsteht. Gib es über den Spinat und mische gut, damit er vollständig damit bedeck ist. Lege den Spinat in eine Schüssel, garniere ihn mit Sonnenblumenkernen und Karotten. Serviere.

Kalorien insgesamt: 265

Vitamine: Vitamin A 791 µg, Vitamin E 6mg, Vitamin K 298 µg

Mineralien: Folate 166 µg

Zucker: 12g

26. Roggensandwich mit Rucola und pochiertem Ei

Cremig, knusprig und voll gepackt mit Vitaminen und Mineralien! Roggen ist sehr nahrhaft und verleiht deinem Haar einen Magnesiumschub – das wiederum verhindert krankheitsbedingten Haarausfall.

Zutaten:

- 1/4 Tasse Fetakäse
- 2 EL geriebener Parmesan
- 1/4 TL getrockneter Thymian
- 1 EL Zitronensaft, getrennt
- 3 Tassen Wasser
- 2 EL Apfelweinessig
- 2 Eier
- 1 Tasse Rucola
- 1/4 TL Cayennepfeffer

Zubereitung:

Würfle den Fetakäse und mische ihn mit Parmesan, Thymian und der Hälfte des Zitronensafts.

Bedecke den Rucola und die Bohnensprossen mit Öl und dem verbleibenden Zitronensaft.

Bringe Wasser und Essig in einem mittleren Kochtopf zum Kochen. Lass die Mischung köcheln und rühre immer wieder um. Während das Wasser dadurch in Bewegung bleibt, schlage nacheinander die Eier in das Wasser. Drehe die Hitze ab und lass sie je nach gewünschter Konsistenz des Eigelbs 5 bis 8 Minuten im Wasser.

Garniere jede Scheibe des Roggensandwichs mit Rucola und Bohnensprossen. Fahre mit der Fetamischung fort. Nimm das Ei aus dem Wasser und verteile es auf die Fetaschicht. Bestreue die Sandwichs mit Cayennepfeffer und serviere sie.

Kalorien insgesamt: 212

Vitamine: Vitamin B12 0,9mg

Mineralien: Phosphor 232mg, Selen 28 µg, Riboflavin 0,5mg

Zucker: 2g

27. Knoblauch-Lammwürfel mit Zitronenkohl und Süßkartoffel

Lamm eignet sich nicht nur für besondere Anlässe! Lamm ist ein großartiger Lieferant für Zink, Eisen sowie Vitamin B12 und sollte daher öfter gegessen werden. Dieses Hauptgericht mit Süßkartoffeln fördert das Wachstum von Haarzellen.

Zutaten:

- 2 Süßkartoffeln, geschält und gewürfelt
- 2 EL Olivenöl, getrennt
- 1 EL frischer Rosmarin, gewürfelt
- 280g Lammkotelett, in Streifen geschnitten
- 4 Knoblauchzehen, gehackt & getrennt
- 1 EL frischer Oregano
- 3 Tassen Kohl, gewürfelt
- 1 EL Wasser
- 1 EL Zitronensaft
- 1 Zitrone, in Viertel geschnitten

Zubereitung:

Heize den Backofen auf 210°C vor.

Verteile die Süßkartoffeln gleichmäßig auf eine Auflaufform, welche zuvor mit Antihaftspray besprüht wurde. Beträufle sie mit der Hälfte des Olivenöls und rühre um. Backe sie im Backofen 30 bis 40 Minuten, wende sie dabei alle 10 Minuten, bis die Kartoffeln weich und leicht braun sind.

In der Zwischenzeit bedecke das Lamm mit der Hälfte des Knoblauchs und Oregano. Erhitze das verbleibende Öl in einer Bratpfanne. Brate das Lamm darin etwa 2 Minuten pro Seite an. Lamm sollte serviert werden, wenn es in der Mitte noch pink ist. Nimm es dann aus der Pfanne und lass es ruhen.

Erhitze in der gleichen Bratpfanne das restliche Öl. Gib den verbleibenden Knoblauch, Kohl, Wasser und Zitronensaft hinzu. Brate alles, bis der Kohl sich wellt. Rühre gelegentlich um.

Serviere die Süßkartoffeln zusammen mit Kohl und Lamm. Gib etwas Zitronensaft auf alle Zutaten und lege darauf die Zitronenviertel. Serviere.

Kalorien insgesamt: 639

Vitamine: Vitamin A 1257 µg, Vitamin B6 0,6mg, Vitamin B12 2,0 µg, Vitamin C 84mg, Vitamin K 478 µg

Mineralien: Phosphor 281mg, Selen 24mg, Zink 5mg, Niacin 6mg

Zucker: 5g

28. Heidelbeer-BBQ-Hühnchen und gegrillter Spargel

Mische das traditionelle BBQ mit Heidelbeeren auf! Diese sind auch bekannt als Supernahrungsmittel, die voller Antioxidantien sind. Diese sorgen für gesunde Haarfollikel und schützen Blutgefäße, die gesundes Wachstum anregen.

Zutaten:

- 3 Tassen frische oder gefrorene Heidelbeeren
- 1/4 Tasse Tomatenpaste
- 1/2 Tasse Cideressig
- 1/2 Tasse Apfelsauce
- 1/4 Tasse Sirup
- 1 TL Chilipulver
- 1 TL gemahlener schwarzer Pfeffer
- 2 (220g) Hühnerbrust ohne Knochen und Haut
- 1 EL Olivenöl
- 500g Spargel

Zubereitung:

Vermenge alle Zutaten in einem mittelgroßen Kochtopf mit Ausnahme des Hühnchens, Öls und Spargels. Bringe alles zum Kochen, rühre gelegentlich um. Drehe die Hitze niedriger und lass es köcheln – rühre auch weiterhin um, damit die Heidelbeeren aufplatzen. Lass die Mischung 20 Minuten köcheln. Falls die Sauce zu dickflüssig ist, gib etwas Wasser hinzu um sie zu verdünnen. Fische die Haut der Heidelbeeren mit einem Abseiher heraus.

Heize den Grill auf mittlerer Hitze. Reibe das Hühnchen leicht mit der Sauce ein. Leg es dann auf den Grill und brate es 5 Minuten. Gib währenddessen immer wieder etwas Sauce darauf. Wende das Hühnchen und brate es weitere 5 Minuten. Fahre damit fort, bis das Hühnchen gar und nicht mehr pink ist. Streiche vor dem Servieren noch etwas mehr Sauce darauf.

Vermenge den Spargel mit Öl. Lege ihn ebenfalls auf den Grill und koche ihn etwa 2 Minuten. Serviere ihn zusammen mit dem Hühnchen.

Kalorien insgesamt: 463

Vitamine: Vitamin B6 1,3mg, Vitamin B12 0,6 µg, Vitamin C 23mg, Vitamin K 83 µg

Mineralien: Phosphor 471mg, Selen 51 µg, Riboflavin 0,5mg, Niacin 25mg

Zucker: 36g

29. Geröstete Rote Paprika und Ziegenkäsesalat

Rote Paprika beinhalten eine große Menge an Vitamin C, gehören aber dennoch nicht zu den beliebtesten rohen Gemüsearten. Röste die roten Paprika und kombiniere sie mit einem etwas salzigen Schinken und cremigem Käse!

Zutaten:

- 1 großem rote Spitzpaprika
- 1 EL Olivenöl
- 3 EL Balsamicoessig
- 1 EL Honig
- 3 Tassen Rucola
- 4 Streifen Putenschinken, gekocht und gewürfelt
- 1/4 Tasse Ziegenkäse, gewürfelt
- 1/4 Tasse Pekannüsse, gehackt
- 230g Hühnerbrust ohne Haut und Knochen, gekocht und gewürfelt

Zubereitung:

Erhitze einen Grill auf höchste Stufe, etwa 260°C.

Halbiere die rote Paprika, entferne die Kerne und weißen Streifen. Reibe die Außenseite mit Olivenöl ein und lege die Paprika in eine Backform mit der Ölseite nach oben. Grille sie 5 Minuten, bis die Außenseite der Paprika angebrannt ist und etwas schwarz. Lege das Gemüse in eine Schüssel und decke sie mit Plastikfolie ab. Sobald sie kalt sind, kratze die angebrannte Haut ab und schneide die Paprika in Streifen.

Vermenge in der Zwischenzeit Essig und Honig in einem Kochtopf. Bringe alles zum Kochen, rühre gelegentlich um und lass alles etwa 2 Minuten köcheln, bis die Sauce dick wird

Verteile den Rucola auf zwei Teller. Garniere ihn mit roter Paprika und den verbleibenden Zutaten. Beträufle sie mit dem Essig-Honig-Dressing und serviere.

Kalorien insgesamt: 408

Vitamine: Vitamin A 227 µg, Vitamin B6 0,9mg, Vitamin B12 0,4 µg, Vitamin C 108mg

Mineralien: Phosphor 439mg, Selen 30 µg, Niacin 13mg

Zucker: 5g

30. Gerösteter Gelbflossen-Thun mit Avocado-Mais-Salsa

Brich die Regel mit Gelbflossen-Thun! Als großartiger Lieferant für Vitamin B und Omega-3s lässt sich Gelbflossen-Thun hervorragend mit einer einfachen Maissalsa kombinieren; diese vervollständigt das Hauptgericht durch die darin enthaltenen Vitamine und Mineralien.

Zutaten:

- 2 (170g) Gelbflossen-Thunfilets
- 1 EL Olivenöl
- 1 TL gemahlener Kümmel
- 1 Tasse Mais, gekocht
- 1 Jalapeño, entkernt und in Scheiben
- 1/4 Tasse rote Zwiebel, in Scheiben
- 2 EL frischer Koriander, in Scheiben
- 2 EL Limettensaft

- 2 Romatomaten, in Scheiben
- 1 Avocado, halbiert, entkernt, geschält und geschnitten
- 1/4 TL Koscheres Salz

Zubereitung:

Reibe den Thunfisch mit Olivenöl ein und streue Kümmel darüber. Brate ihn in einer Bratpfanne auf hoher Stufe an, bis er von außen leicht braun und von ihnen noch leicht pink, aber fest ist.

Vermenge die verbleibenden Zutaten, rühre gut um. Stelle sie vor dem Servieren zur Seite. Garniere die Salsa anschließend mit Thunfisch.

Kalorien insgesamt: 422

Vitamine: Vitamin B6 2.0mg, Vitamin B12 3,5 µg, Vitamin C 62mg, Vitamin K 28 µg

Mineralien: Phosphor 579mg, Selen 155 µg, Niacin 34mg

Zucker: 7g

31. Gegrilltes Hühnchen mit Gyrossalat

Liebst du Gyros? Dann wirst du auch diesen Salat lieben.

Zum Mittag- oder zum Abendessen, dieser mediterrane

Genuss ist eine wahre Gaumenfreude. Er sättigt nicht nur,

das Blattgemüse beliefert dich mit einer täglichen Dosis

Vitamin K, das das Haarwachstum anregt.

Zutaten:

- 2 (170g) Hühnerbrust ohne Knochen und Haut

- 2 EL Olivenöl, getrennt

- 4 Knoblauchzehe gehackt, getrennt

- 1 EL frischer Oregano, gewürfelt

- 2 Vollkornpita, in Dreiecke geschnitten

- 1 TL geräuchertes Paprikapulver

- 1/4 Tasse Gurke, geraspelt

- 1 Tasse Griechischer Naturjoghurt

- 1 TL getrockneter Dill

- 1 EL Wasser

- 1/4 Tasse Romanasalat, geputzt

- 1/4 Tasse Rucola

- 1/4 Tasse Spinat

- 1 Tomaten, in Scheiben

- 1 kleine rote Zwiebel, in Scheiben

- 1/4 Tasse Fetakäse

Zubereitung:

Heize den Backofen auf 220°C vor.

Vermenge das Hühnchen, die Hälfte des Öls, die Hälfte des Knoblauchs, Paprikapulver und Oregano. Mische alles, bis das Hühnchen damit bedeck ist. Lege es auf eine Backform und backe es, bis es sehr knusprig und gar ist. Nimm es anschließend aus dem Backofen und schneide es in Streifen.

Reibe die Pitadreiecke vorsichtig mit dem verbleibenden Olivenöl ein. Backe sie im Ofen etwa 5 bis 10 Minuten, bis sie knusprig sind.

Vermenge in der Zwischenzeit das verbleibende Öl und den Knoblauch mit der Gurke, dem Joghurt und dem Dill.

Füge genügend Wasser hinzu, um die Konsistenz zu verbessern.

Vermenge den Romanasalat, Rucola und Spinat. Träufle einige EL Dressing darüber und vermische alles, bis alle Zutaten damit bedeckt sind. Verteile die Mischung auf Teller und garniere sie mit Hühnchen und den restlichen Zutaten. Serviere mit dem Pitabrot und bei Bedarf mit zusätzlichem Dressing.

Kalorien insgesamt: 463

Vitamine: Vitamin B6 1,1mg, Vitamin K 127 µg

Mineralien: Phosphor 465mg, Selen 57 µg, Niacin 19mg

Zucker: 4g

32. Knusprige Parmesan-Hühnchen mit Spinat

Eine gesündere Alternative zum traditionellen Parmesan-Hühnchen, dieses Rezept reduziert das Fett und liefert Nährstoffe! Die Fülle von Phosphor verhindert Haarausfall und pflegt deine Kopfhaut.

Zutaten:

- 2 EL Olivenöl, getrennt
- 2 EL Vollkornbrotkrumen
- 1/4 Tasse geriebener Parmesan
- 4 Knoblauchzehe, gehackt & getrennt
- 2 Hühnerbrust ohne Knochen und Haut
- 1/4 Tasse Zwiebel, gewürfelt
- 2 Tassen Spinat
- 1/2 Tasse geschnittene Tomaten

Zubereitung:

Heize den Backofen auf 200°C vor.

Vermenge die Hälfte des Olivenöls, die Brotkrumen, Parmesan, und die Hälfte des Knoblauchs. Lege das Hühnchen in eine Backform und sprühe sie mit Antihaftspray ein. Drücke die Brot-Parmesan-Mischung auf die Hühnerbrust, bis sie damit bedeckt ist. Backe das Hühnchen 20 bis 25 Minuten, bis es braun, knusprig und gar ist.

Erhitze in der Zwischenzeit das restliche Olivenöl in einer Bratpfanne. Brate die Zwiebel und den restlichen Knoblauch bei mittlerer Hitze darin an, bis die Zwiebeln weich sind. Gib Spinat hinzu und brate ihn, bis er sich wellt. Füge Tomaten bei und brate sie, bis sie gar sind. Löffle die Mischung auf eine Servierplatte und garniere sie mit Hühnchen. Serviere.

Kalorien insgesamt: 417

Vitamine: Vitamin B6 1,1mg, Vitamin B12 0,8 µg, Vitamin K 82µg

Mineralien: Phosphor 483mg, Selen 49 µg, Niacin 24mg

Zucker: 8g

33. Südwestlicher Bohnenkuchen mit Rucola und Avocado

Ein großartiges Tex-Mex-Rezept mit schwarzen Bohnen, das sicherlich jedem gefällt! Schwarze Bohnen sind reich an Proteinen und Rucola und Avocados runden dieses Gericht mit essentiellen Vitaminen ab.

Zutaten:

- 1 EL Olivenöl
- 1 rote Zwiebel, gehackt
- 1 Jalapeño Peperoni, gehackt
- 1/2 Tasse Mais
- 2 Tassen schwarze Bohnen, gekocht
- 1 Romatomaten, in Scheiben
- 1 TL gemahlener Kümmel
- 1 TL Cayennepfeffer
- 1/4 Tasse Vollkornbrotkrumen
- 1 Avocado, entkernt, geschält und gewürfelt
- 1 Tasse Rucola
- 4 EL Griechischer Naturjoghurt

- 1 EL Balsamicoessig

- 1 EL Limettensaft

- 1 EL frischer Koriander, gewürfelt

Zubereitung:

Erhitze die Hälfte des Olivenöls in einer großen
Bratpfanne bei mittlerer Hitze. Gib die Hälfte der Zwiebel
und die Hälfte der Jalapeño in die Pfanne. Brate sie, bis sie
weich sind. Füge Mais, schwarze Bohnen, Kümmel,
Cayennepfeffer und die Hälfte der Tomaten bei. Brate sie,
bis sie weich sind. Nimm den Topf vom Herd und verteile
die Mischung in eine große Schüssel. Zerdrücke sie, bis sie
dickflüssig ist. Rühre ¾ des Brots ein. Gib die restlichen
Brotkrumen in eine kleine Schüssel. Forme aus der
Bohnenmischung in 5 cm große Küchlein, drücke auf jede
Seite Brotkrumen.

Erhitze einen Spritzer Olivenöl bei mittlerer Hitze. Sobald
es heiß ist, gib die Bohnenküchlein in eine Pfanne. Brate
sie 2-3 Minuten pro Seite, bis sie goldbraun sind.

Vermenge in einer kleinen Schüssel Avocado, die restlichen Tomaten, die verbliebenen Zwiebeln und die Jalapeño. Rühre den Limettensaft unter.

Bedecke den Rucola in einer mittleren Schüssel mit Balsamicoessig. Serviere die gebratenen Bohnenküchlein auf einem Bett an Rucola. Garniere sie mit der Avocadosalsa und einem Klacks Griechischem Joghurt sowie Koriander.

Kalorien insgesamt: 434

Vitamine: Vitamin K 33 µg

Mineralien: Phosphor 245mg Zink 3mg, Thiamin 0,4mg

Zucker:

34. Gegrillte Hühnchenspieße mit Aprikose

Ein Sommergericht, das man das ganze Jahr über servieren kann. Diese Spieße können gegrillt und gebacken werden. Wenn sie gegrillt werden, besitzen sie einen wunderbar geräucherten Geschmack und ausreichend Vitamin A!

Zutaten:

- 2 Hühnerbrust ohne Knochen und Haut, gewürfelt
- 1 rote Zwiebel, in 2 cm große Würfel geschnitten
- 1 rote Paprika, in 2 cm große Würfel geschnitten
- 1 gelbe Paprika in 2 cm große Würfel geschnitten
- 4 Aprikosen, geviertelt, entkernt
- 1 EL Olivenöl
- 1 EL Honig
- 1/4 Cayennepfeffer
- 2 Tassen brauner Reis, gekocht & heiß

Zubereitung:

Erhitze den Grill auf niedriger Stufe.

Gib ein Stück Hühnchen auf einen Spieß gefolgt von Zwiebel, roter Paprika, gelber Paprika und Aprikose. Wiederhole diesen Vorgang mit anderen Spießen solange, bis keine Zutaten mehr übrig sind.

Reibe die Spieße vorsichtig mit Olivenöl ein. Lege sie etwa 10 Minuten auf einen Grill, wende die Spieße gelegentlich, bis das Hühnchen gar ist und das Gemüse zart ist.

Mische in einer kleinen Schüssel, Honig und Cayennepfeffer. Reibe die Spieße nach dem Grillen damit ein, während sie noch heiß sind. Serviere sie zusammen mit braunem Reis.

Kalorien insgesamt: 645

Vitamine: Vitamin A 215 µg, Vitamin B6 1,7mg, Vitamin C 285mg

Mineralien: Magnesium 163mg, Phosphor 607mg, Selen 65µg, Zink 3mg, Niacin 28mg

Zucker: 12g

35. Mangold-Fettuccini mit Walnüsse und Zitrone

Walnüsse und Zitrone lassen sich hervorragend mit Mangoldgemüse kombinieren, um ein cremiges Pastagericht voller Proteine, Vitamin C und Magnesium zu erhalten. Dadurch wird nicht nur Haarausfall vermieden, sondern auch neues Wachstum angeregt!

Zutaten:

- 250g Vollkorn-Fettuccine, gekocht
- 2 EL Olivenöl
- 1 Knoblauchzehe, gehackt
- 3 Tassen Mangoldgemüse, gewürfelt
- 1/4 TL frischer Rosmarin, gehackt
- 1/4 TL rotes Paprikapulver
- 4 EL Walnüsse, gewürfelt
- 1/2 Tasse Hühnerbrühe (oder Gemüsebrühe)
- 1 EL Zitronensaft
- 1/2 Tasse geriebener Parmesan

Zubereitung:

Gib das Öl und den Knoblauch bei mittlerer Hitze in eine große Bratpfanne und brate alles, bis der Knoblauch goldbraun ist.

Gib Rosmarin, Mangoldgemüse und rote Paprika hinzu. Brate das Gemüse so lange, bis das Mangoldgemüse sich wellt. Füge Brühe bei und bringe alles zum Kochen. Senke die Hitze ab und lass alles 5 Minuten köcheln. Gib Walnüsse hinzu und brate sie 30 Sekunden.

Füge Zitronensaft und Nudeln zur Brühe. Rühre alles gut um, bis die Nudeln den Großteil der Flüssigkeit aufgenommen habe. Gib den Käse dazu und rühre um, bis der Käse schmilzt. Die Pasta sollte dann cremig sein. Löffle die Pasta in eine Schüssel und serviere sie.

Kalorien insgesamt: 627

Vitamine: Vitamin A 250 µg, Vitamin E 3mg, Vitamin K 248 µg

Mineralien: Magnesium 189g, Phosphor 464mg, Selen 86 µg

Zucker: 4g

36. Südwestlicher Lachs-Cobb-Salat

An Stelle eines traditionellen Cobb-Salats verleihe ihm einen südwestlichen Geschmack! Eine Mischung aus knackigem grünen Gemüse, während der Lachs dem Gericht einen würzigen Geschmack verleiht. Der Salat sättigt dich und beliefert dich mit zusätzlichen Nährstoffen.

Zutaten:

- 2 (115g) Lachsfilets
- 1 (220g) Dose Chipotles, gehackt
- 3 EL Olivenöl, getrennt
- 1 EL Apfelweinessig
- 1/4 Tasse Spinat
- 1/4 Tasse Rucola
- 2 Tassen Romanasalat, gewürfelt
- 1/4 Tasse Mais
- 1 kleine Tomaten, in Scheiben
- 1 kleine rote Zwiebel, in Scheiben
- 1 Avocado, entkernt, geschält und gewürfelt

- 1/2 Tasse geriebener Cheddar

Zubereitung:

Reibe den Lachs vorsichtig mit gehackten Chipotles ein. Erhitze 1 EL Olivenöl in einer Bratpfanne bei mittlerer Hitze. Brate den Lachs an, bis er fest ist.

Mische das restliche Öl und den Essig zusammen. Vermenge in einer großen Schüssel Spinat, Rucola und Romana. Gib die Ölmischung hinzu und mische alles, bis der Salat damit bedeck ist. Verteile ihn dann in eine Servierschüssel. Garniere mit den restlichen Zutaten, gib Lachs darauf. Serviere.

Kalorien insgesamt: 533

Vitamine: Vitamin A 346 µg, Vitamin B6 1,6mg, Vitamin B12 9,7 µg, Vitamin C 137mg, Vitamin D 22 µg, Vitamin K 76 µg

Mineralien: Phosphor 722mg, Selen 64 µg, Niacin 19mg

Zucker: 9g

37. Pfannenlachs und Rosenkohl

Eine schnelle Alternative für eine stressige Woche – dieser Lachs zusammen mit Rosenkohl verleiht deinem Abendessen Schwung. Rosenkohl gehört nicht zu den typischen Lieblingsgerichten, gerösteter Rosenkohl ist allerdings viel besser als Popcorn, nicht nur im Geschmack, sondern auch im Hinblick auf Vitaminen und Mineralien!

Zutaten:

- 2 (220g) Lachsfilets
- 2 EL Olivenöl
- 1/2 TL Salz
- 1/4 TL Pfeffer
- 2 Knoblauchzehe, gehackt
- 500g Rosenkohl, Stämme entfernt und halbiert

Zubereitung:

Heize den Backofen auf 200°C vor.

Reibe den Lachs mit der Hälfte des Olivenöls ein. Würze mit Salz und Paprika. Lege ihn in eine Backform, die du zuvor mit einem Antihaftspray besprüht hast. Lasse dabei noch etwas Platz für den Rosenkohl.

Wälze den Rosenkohl im verbleibenden Öl und dem Knoblauch. Verteile das Gemüse im noch freien Platz der Backform. Backe alles 10 bis 15 Minuten, bis der Fisch gar und der Rosenkohl knusprig ist.

Kalorien insgesamt: 596

Vitamine: Vitamin A 267 µg, Vitamin B6 2.1mg, Vitamin B12 10,9 µg, Vitamin C 299mg, Vitamin D 25 µg, Vitamin E 7mg, Vitamin K 631 µg

Mineralien: Magnesium 150mg, Phosphor 854mg, Selen 76µg, Thiamin 0,9mg, Riboflavin 0,6mg, Niacin 21mg

Zucker: 8g

38. Chinapfanne mit Orangensesam und Garnelen

Verändere die traditionelle Chinapfanne mit Hühnchen oder Schwein und mische stattdessen Garnelen unter! Ingwer und Orange verleihen ihr einen süßen und würzigen Geschmack. Daneben versorgt dich die Vielzahl an Gemüsen mit Vitaminen und Mineralien, die einen gesunden Blutfluss garantieren, der bis zur Kopfhaut reicht. Dadurch wird Haarausfall verhindert und Haarwachstum angeregt.

Zutaten:

- 500g rohe Garnelen, geschält und entdarmt
- 2 EL Orangensaft
- 2 Knoblauchzehe, gehackt
- 1 EL frischer Ingwer, geraspelt
- 3 EL Sesamöl, getrennt
- 1 rote Spitzpaprikas, in Scheiben
- 1 gelber Kürbis, in Scheiben
- 1 Tasse Brokkoliröschen
- 1 kleine gelbe Zwiebel, in Scheiben

- 1/2 Tasse geriebene Karotte

- 1 EL Orangenschale

- 1/4 TL rotes Paprikapulver

- 3 EL Hoisinsauce

- 2 Tassen brauner Reis, gekocht

Zubereitung:

Verrühre die Garnelen, Orangensaft, Knoblauch und Ingwer in einer Schüssel. Stell die Mischung 15 Minuten in den Kühlschrank.

Erhitze 1 EL Sesamöl in einem Wok oder in einer großen Bratpfanne bei mittlerer-hoher Stufe. Füge Garnelen bei und brate sie, bis sie fest und pink sind. Nimm sie anschließend aus der Pfanne.

Gib in dieselbe Bratpfanne die Spitzpaprika, Kürbis, Brokkoli, Zwiebel, Karotte, Orangenschale und rotes Paprikapulver. Brate alles, bis das Gemüse weich ist. Gib die Garnelen wieder in die Bratpfanne und rühre die

Hoisinsauce unter. Mische alles mit der Gemüsemischung und koche alles 1 weitere Minute an. Serviere auf Reis.

Kalorien insgesamt: 578

Vitamine: Vitamin A 519 µg, Vitamin B6 1mg, Vitamin B12 2.2 µg, Vitamin C 181mg, Vitamin K 57 µg

Mineralien: Phosphor 580mg, Selen 77 µg

Zucker: 15g

WEITERE WERKE DES AUTORS

70 Effective Meal Recipes to Prevent and Solve Being Overweight: Burn Fat Fast by Using Proper Dieting and Smart Nutrition

By

Joe Correa CSN

48 Acne Solving Meal Recipes: The Fast and Natural Path to Fixing Your Acne Problems in Less Than 10 Days!

By

Joe Correa CSN

41 Alzheimer's Preventing Meal Recipes: Reduce or Eliminate Your Alzheimer's Condition in 30 Days or Less!

By

Joe Correa CSN

70 Effective Breast Cancer Meal Recipes: Prevent and Fight Breast Cancer with Smart Nutrition and Powerful Foods

By

Joe Correa CSN